QUELQUES CAS

D'HÉMIANESTHÉSIE

DE CAUSE MÉSOCÉPHALIQUE

PAR

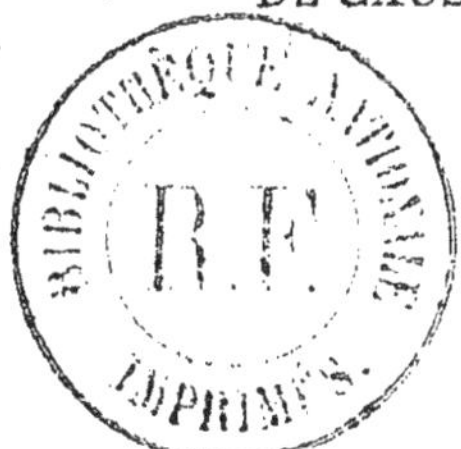

Léon FEUILLET,

Docteur en médecine de la Faculté de Paris.

PARIS

OCTAVE DOIN, LIBRAIRE-EDITEUR

8, RUE ANTOINE-DUBOIS, PLACE DE L'ECOLE-DE-MÉDECINE

—

1877

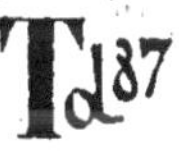

QUELQUES CAS

D'HÉMIANESTHÉSIE

DE CAUSE MÉSOCÉPHALIQUE

PAR

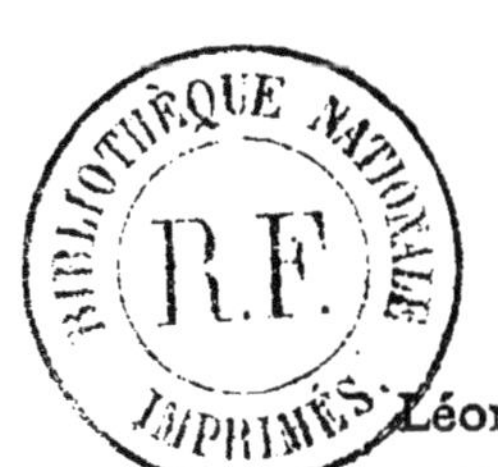

Léon FEUILLET,

Docteur en médecine de la Faculté de Paris.

——————

PARIS

OCTAVE DOIN, LIBRAIRE-EDITEUR

2, RUE ANTOINE-DUBOIS, PLACE DE L'ECOLE-DE-MÉDECINE

1877

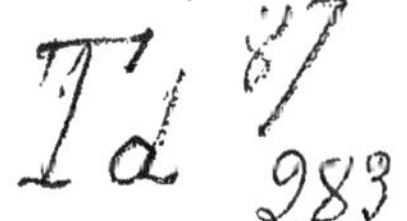

QUELQUES CAS
D'HÉMIANESTHÉSIE

DE CAUSE MÉSOCÉPHALIQUE

Ce n'est pas sans une certaine hésitation que nous nous sommes décidé à aborder dans une thèse inaugurale brève et modeste, un sujet aussi complexe que celui des hémianesthésies, et notre seule excuse sera de faire peut-être une œuvre utile, en rassemblant quelques observations éparses jusque-là.

Trop imparfaitement familiarisé avec les conquêtes multiples et récentes de la physiologie et de la pathologie nerveuse, nous n'avons point la prétention de faire l'histoire d'une nouvelle espèce morbide, et nous serons trop heureux si, après avoir parcouru les quelques faits rassemblés dans ce travail, on est simplement convaincu de l'existence d'un type anatomo-symptomatologique encore à peine indiqué.

Nous nous bornerons à tirer de ces observations les déductions immédiates qu'elles comportent, sans entrer dans des discussions hors de notre cadre, et voulant faire aussi peu, nous espérons pouvoir compter sur la bienveillance de nos juges.

Nous devons remercier notre ami le Dr Couty, d'avoir bien voulu nous montrer un hémianesthésique très-intéressant et nous communiquer son observation. Nous savons qu'il prépare un travail sur le même sujet, et nous regrettons seulement de n'avoir pu le mettre à contribution.

De même qu'il y a dans le myélencéphale trois organes : la moelle, le cerveau, et entre eux, le mésocéphale ; il doit y avoir aussi, au moins au point de vue anatomique, trois espèces d'hémianesthésie.

Celle qui a été décrite la première, est l'hémianesthésie médullaire. Depuis que M. Brown-Séquard (1), s'aidant de la physiologie et de la clinique, a décrit d'une façon complète les troubles sensitifs produits par les hémianesthésies médullaires, on a peu ajouté à cette question, et, si on parcourt les traités justement classiques de MM. Charcot (2) et Vulpian (3), la thèse si complète de M. Rendu (4), il est facile de voir que la question des hémianesthésies médullaires

(1) Brown-Séquard. Journ. de phys. 1860.

(2) Charcot. Leç. sur les maladies du système nerveux, 1872-1873.

(3) Vulpian. Leçon sur la phys. du syst. nerveux, 1866, et article moelle, Dict. encyclopédique.

(4) Rendu. Des anesthésies, Thèse, 1875.

est à peu près résolue. La lésion d'une moitié de la moelle détermine une anesthésie incomplète du côté opposé du corps et de l'hyperesthésie du même côté.

Plus récemment, on a étudié l'hémianesthésie cérébrale. Depuis que Turck publia ses deux premières observations, les faits se sont multipliés, et la localisation que le médecin autrichien avait supposée plutôt qu'affirmée, a été nettement établie. M. Veyssière (1) rassembla dans sa thèse plusieurs observations dues à MM. Charcot et Vulpian ; il y joignit des expériences faites sur des chiens dans le laboratoire de M. Vulpian avec le concours de son préparateur M. Carville. De tous ces faits, il résultait que dans les cas de lésion cérébrale, l'hémianesthésie coïncide toujours avec une lésion destructive de la partie postérieure de la couronne rayonnante, laquelle, comme on sait, n'est autre chose que l'épanouissement de la capsule interne.

Depuis, d'autres observations ont été publiées par M. Charcot et ses élèves, M. Pitre (2), M. Pierret (3) et surtout par M. Raymond (4) dans sa thèse si inté-

(1) Veyssière. Rech. cliniq. et expérim. sur l'hernianite cérébrale. Thèse, 1873.

(2) Pitre. Gaz. médicale, 1876.

(3) Pierret. Bulletin Société anatom. 1874.

(4) Raymond. De l'hémichorée et de l'hémanesthésie. Thèse, Paris, 1876.

ressante, et toutes elles confirment la localisation première établie par les observations de Turck, Vulpian et Charcot. Enfin, certains points de l'histoire de l'hémianesthésie cérébrale ont été mieux fixés, il a été établi que, dans ces cas, les sens spéciaux étaient atteints eux aussi, et les recherches d'un ophthalmologiste distingué, M. Landolt, recherches faites à la Salpêtrière, ont prouvé que dàns l'hémianesthésie cérébrale comme dans l'hémianesthésie hystérique, l'œil du côté anesthésié était atteint de troubles spéciaux: amblyopie, rétrécissement concentrique du champ visuel, etc.

Pendant qu'on établissait ainsi l'histoire des hémianesthésies cérébrales et médullaires, en différenciant leurs caractères, l'hémianesthésie mésocéphalique restait à peu près dans l'ombre.

Certes, M. Charcot (1) signalait son existence et même, utilisant cette méthode, si féconde entre ses mains, qui recherche les symptômes et les prévoit en se basant sur les données de l'anatomie physiologique, il recherchait dans les troubles des sens spéciaux un des caractères différentiels les plus importants. Après lui, M. Lépine (2) rapportait un cas d'hémianesthésie, d'origine pédonculaire; M. Rendu (3), en se basant sur le même fait clinique, indiquait

(1) Charcot. Progrès-médical 1875-76, et A. Delahaye.
(2) Lépine. Thèse d'agrég. Des localisations cérébrales, 1875.
(3) Rendu. Loc. cit., p. 46.

aussi cette cause d'hémianesthésie. M. Hallopeau (1)
admettait l'existence d'hémianesthésies bulbaires, et
même, comme nous le verrons, leur donnait une
distribution inexacte.

Mais enfin, malgré toutes ces tentatives, malgré
quelques autres signalées plus loin avec les cas isolés
qui y ont donné lieu, l'hémianesthésie d'origine mésocéphalique était peu établie. Il y a quelques semaines à peine, M. Charcot (2) écrivait que les lésions de
la protubérance peuvent produire simplement une
obnubilation de la sensibilité. Or, nous espérons
au moins établir par les observations suivantes que
l'hémianesthésie d'origine mésocéphalique peut-être
réelle, complète, comparable comme intensité aux
cas d'hémianesthésie cérébrale publiés et indiqués
plus haut; et en même temps qu'elles montrent la
réalité de cette espèce anatomique d'hémianesthésie,
nos observations feront voir, au moins en partie, en
quoi elle diffère symptomatologiquement des hémianesthésies cérébrale et médullaire.

Nous entrons immédiatement dans le détail de nos
observations. Nous n'avons vu que peu de temps le
malade qui fait le sujet de notre première observation, nous la publions telle que nous l'a communiquée
le Dr Couty.

(1) Hallopeau. Des paralysies bulbaires, 1875.
(2) Charcot. Revue scientifique, 1876.

Obs. I. (Personnelle.) — D... (Henri), 23 ans et demi, infirmier depuis 1874, auparavant épicier au Havre. Sa mère est très-nerveuse, anémique, excitable, et sujette aux névralgies ; son père, très-bien portant, ses trois sœurs et le reste de sa famille ne présentent rien de spécial.

Pour lui, pas de maladie antérieure, pas de symptôme ou d'habitudes avouées d'alcoolisme ; pas d'accidents primitifs ou consécutifs de syphilis, et seulement deux écoulements blennorhagiques; pas de rhumatismes ni de troubles cardiaques ; aucun accident nerveux.

Vers le milieu de mars 1874, un mois après son entrée au corps, à Lyon, il ressent, dans la partie postérieure de la tête, au niveau de l'occipital, du côté droit, une douleur constante, n'augmentant pas la nuit, assez vive, pas assez cependant pour empêcher le sommeil; cette douleur ne s'irradie sous aucune forme, ni dans la tête ni dans les membres; elle ne s'accompagne d'aucun trouble des sens spéciaux.

Le 28 mars 1874, en revenant de l'exercice, sans cause spéciale, et sans qu'aucun accident prodromique soit survenu. D..., étant assis, après déjeuner, et causant avec ses camarades, sent brusquement, dans tout le côté droit, une sensation vive, mal limitée, sensation qu'il a comparée depuis à celle produite par l'application d'un courant faradique intense. — Il en avertit immédiatement ses voisins, qui ne s'étaient aperçus de rien ; veut se lever et tombe, parce que son membre inférieur droit plie, incapable d'aucun mouvement : on le transporte dans un lit; son état reste le même; il n'a perdu à aucun moment connaissance, et n'a eu aucune espèce de trouble général, intellectuel, fébrile ou autre, appréciable pour lui.

Les sens spéciaux sont restés intacts, hormis toutefois l'oreille droite qui serait devenue un peu plus dure; la parole n'a éprouvé, à aucun moment, aucune espèce de gêne; il y a eu seulement une paralysie complète d'emblée, de la motilité et de la sensibilité du côté droit du corps.

Après l'attaque, les membres supérieur et inférieur droits étaient incapables de tout mouvement, d'ensemble ou limité ; du reste paralysie flaccide, sans troubles convulsifs, tremblements ou contracture, soit du côté malade, soit du côté opposé. Le malade ne peut dire si la face, la langue, les yeux étaient déviés à droite ou à gauche ; mais il assure, et cela sans y être provoqué par une question précise, que la tête tournait d'elle-même, de gauche à droite, regardant les membres paralysés, et qu'elle revenait toujours d'elle-même de ce côté.

L'hémianesthésie était complète ; le malade ne sentait pas ses membres droits dans le lit : le contact, le pincement répété, la piqûre, même profonde avec des épingles, et diverses autres excitations qu'on essaya plusieurs fois quelques jours après, ne furent aucunement perçus.

La douleur de tête prodromique persista encore quelques jours ; du reste, pas de douleurs hyperesthésiques, ni de fourmillements dans les membres.

Une semaine environ après l'attaque, le malade commença à exécuter dans le lit quelques mouvements limités ; puis la paralysie cessa plus complètement, d'abord dans le membre supérieur, si bien que le malade pouvait marcher en s'appuyant sur des béquilles avant de pouvoir se servir de sa jambe ; ensuite dans l'inférieur.

Cette amélioration des symptômes hémiplégiques marcha rapidement, et quatre à cinq semaines après l'attaque le malade pouvait marcher sans bâton ; seulement, sa jambe droite était plus faible, et il boitait légèrement, son état était tel qu'à cette époque il put reprendre ses fonctions d'infirmier, et les remplir facilement.

En même temps que les troubles moteurs disparaissaient, les symptômes anesthésiques avaient un peu diminué. Le simple contact continuait à n'être pas perçu, il était impossible par les excitations les plus violentes de provoquer de la douleur ; mais le pinçement et les piqûres étaient senties surtout aux membres. Enfin il arrivait à D... de petits incidents très-caractéristiques sur lesquels nous reviendrons : il perdait, en marchant, sa savate droite; une cigarette, placée dans sa main droite, était enlevée par un voisin, ou tombait à terre sans qu'il s'en aperçût.

Quoi qu'il en soit, cet homme put très-bien remplir son service d'infirmier, de mai 1874 à 1876. Envoyé de Lyon à l'hôpital du Val-de-Grâce, il y était depuis plusieurs mois, quand ayant connu son état par ses camarades, dont il était quelquefois l'amusement, nous l'engageâmes à entrer dans le service de M. le professeur Villemin, ce qu'il fit le 7 juillet 1876.

D... est en bon état; taille moyenne, poitrine développée, bien musclé, assez gras. Toutes ses fonctions végétatives s'accomplissent normalement : pas de troubles gastriques, dyspeptiques ou autres; le cœur, examiné avec soin, est entièrement normal. Le malade est intelligent et nous donne avec précision et assurance les détails ci-dessus ; du reste, pas d'impressionnabilité exagérée du système nerveux, et aucun trouble pouvant faire songer à l'hystérie.

L'examen des divers organes sensibles a été fait avec soin.

L'état de la vision a été plusieurs fois examiné : son acuité est égale des deux côtés, aussi bien pour les grandes que pour les petites distances : les différentes couleurs sont également bien perçues par les deux yeux, il n'y a pas de rétrécissement con-centrique ou irrégulier du champ visuel de l'œil droit.

La conjonctive est beaucoup moins sensible du côté droit, et son excitation ne provoque pas de clignement; la différence est moins marquée pour la cornée.

Il n'y a dans l'oreille ni bourdonnements ni tintements, etc. A plusieurs reprises on constate que l'oreille droite entend la voix ou la montre à la même distance que la gauche ; cependant, le malade prétend qu'après l'attaque l'oreille droite était plus dure et que pour mieux entendre dans cette direction il était obligé de tendre la tête.

L'olfaction est conservée des deux côtés; et la sensibilité de la muqueuse est seule très-diminuée; une épingle enfoncée dans la narine droite y est moins désagréable; de même un flacon d'ammoniaque, ouvert de ce côté, les yeux étant fermés, est accusé plus tardivement, et produit une sensation moins pénible; au contraire, un savon très-puant, et d'autres substances odorantes sont senties des deux côtés, sans que le malade puisse affirmer de différence dans l'intensité et la durée de la sensation.

Le contact du doigt ou d'une pointe d'épingle n'est pas du tout perçu sur toute la moitié droite de la langue ou de la cavité buccale; le doigt n'est senti que s'il exerce une pression; la titillation des piliers est mieux supportée du côté droit et ne provoque qu'au bout d'une minute des mouvements d'expulsion.

Le doigt, chargé de sel marin, est porté sur la langue, côté droit; d'autres fois, sur la voûte palatine, la joue; la pression du doigt est perçue, mais en tous ces points il n'a aucune sensation rapide; au contraire, si on porte le doigt plus en arrière sur la base de la langue et successivement sur les deux côtés ou uniquement d'un seul, le malade accuse immédiatement, à droite comme à gauche, la sensation spéciale du chlorure de sodium, sans pouvoir dire de quel côté elle est le plus intense.

Cette épreuve répétée plusieurs fois avec du sel marin, du sulfate de soude, de la rubarbe, a toujours donné les mêmes résultats; seulement, avec cette dernière substance, l'amertume n'était accusé dans les points sensibles qu'au bout de une à deux minutes, temps nécessaire à l'imbibition de la substance. Ajoutons aussi que l'insensibilité gustative de la moitié droite antérieure de la langue était assez rigoureusement limitée à la ligne médiane.

De ces faits nous concluons que les organes sensitifs spéciaux, hormis la moitié antérieure de la langue, avaient conservé toute leur sensibilité.

La seusibilité cutanée est seule profondément atteinte. Il y a analgésie complète de tout le côté droit, et nous n'avons pu, par aucune excitation, provoquer aucun symptôme douloureux.

Le simple contact du doigt, même avec une pression légère, n'est senti qu'en des points très-rares : mamelon, rebord palpébral ; au contraire le frôlement sur une large surface, la piqûre d'une épingle, le pincement, le chatouillement, sont perçus sur tout ce côté droit, hormis en une région, complètement anesthésiée, qui, ayant son centre à l'oreille, s'étend sur le cou, la face, l'occiput, ayant 14 à 18 centimètres de diamètre en tous sens.

Nous servant comme esthésiomètre de deux épingles, en ayant soin de les placer en même temps, nous constatons, à l'aide de cet instrument primitif, que les deux pointes sont différenciées du côté droit à la plante du pied, à 14 centimètres ; la jambe transversalement, 14 centimètres ; longitudinalement, 19 centimètres ; cuisse transversalement, 16 centim. : longitudinalement, 20 centim.; abdomen, 10 à 14 centim.; suivant la région (peut-être les points sont-ils plus rapprochés dans le sens transversal) ; poitrine, région costo-mammaire, 10 centim. ; région scapulaire, 15 centim.; région dorsale, 16 à 25 centim.; paume de la main, 10 à 12 centimètres (deux épingles étant placées l'une dans la paume, l'autre sur un doigt, la sensation, si elle est unique, est toujours rapportée au doigt); dos de la main, 12 à 15 centimètres : avant-bras, 18 à 20 centimètres ; bras, 10 centimètres transversalement, 14 longitudinalement ; face, région naso-génienne, 3 à 4 centimètres; région massétérine, 6 à 8 centimètres.

Nous l'avons dit, au niveau et autour de l'oreille, les piqûres d'épingle ne sont pas perçues et *à fortiori* pas différenciées. Ces symptômes anesthésiques, sur le tronc comme sur la face ou la langue, sont rigoureusement limités à la ligne médiane, et la zone intermédiaire est très-étroite, à peine 1 à 2 centimètres.

Tous les modes de sensibilité nous paraissent rigoureusement intacts sur tout le côté gauche, et des chiffres observés qu'il serait trop long de rapporter, il résulte que les épingles étaient différenciées à des distances de 4 à 8 fois moindres que celles obtenues aux points comparables du côté droit.

L'insensibilité porte aussi sur la température; les corps chauds ou froids sont moins sentis, moins pénibles, et surtout moins distingués; c'est ainsi que le malade nous accusait de le pincer quand nous touchions sa jambe avec un morceau de glace.

Enfin il nous rapporte d'autres symptômes non moins caractéristiques : au début, il perdait en marchant sa savate sans s'en apercevoir ; actuellement dans l'osbcurité, il ne peut plus chausser le pied gauche sans se guider avec la main sensible, sans quoi le pied se perd dans le vide. Il se sert de la main gauche pour une foule d'usages, la droite laissant souvent tomber les objets, verre, fourchette, etc., s'il ne songe pas à serrer fortement ; il fume de la main gauche, depuis que dans la droite on lui volait son papier, sa cigarette ; depuis longtemps aussi, il met son porte-monnaie dans la poche gauche. Enfin il nous raconte qu'il ne peut avec la langue se chatouiller la bouche que du côté gauche ; et que quand il est dans le lit, sa jambe droite étant souvent très-froide, il s'en aperçoit seulement si la jambe saine vient à la toucher.

Les symptômes d'hémianesthésie sont donc encore très-accusés ; au contraire l'hémiplégie a depuis longtemps complètement disparu. Tous les mouvements du côté droit sont intacts, les deux mains serrent avec une égale force ; il marche très-bien peut être en se hanchant très-légèrement à droite, si légèrement que la chose a été contestée ; les deux pieds portent à terre de la même façon. Il n'y aucune trace d'ataxie, que les yeux soient ouverts ou fermés, et il n'y en a jamais eu ; même à l'époque où le malade ne sentant pas le sol, perdait sa savate, il avait parfaitement conscience de la direction et de l'accomplissement du mouvement, il ne frappait jamais le membre gauche avec le droit, etc.; la main droite laissait et laisse encore tomber un verre, dès qu'elle ne serre plus fortement, mais elle le porte à la bouche, sans hésitation, sans jamais renverser son contenu, même le verre étant plein, comme nous nous en assurons.

De même en écrivant il forme mal les pleins ; mais les lettres sont régulières. Il n'y a jamais eu de troubles de la parole ; la langue est agitée des deux côtés de légers tremblements fibrillaires, tremblements qu'on ne retrouve dans aucun autre organe ; elle n'est nullement déviée.

La face seule présente encore des troubles intéressants : la lèvre inférieure est légèrement tirée à droite, et cette déviation fait que de ce côté elle paraît notablement plus volumineuse. M. Lereboullet a attiré notre attention sur un autre symptôme important : le sillon naso-génien est moins marqué du côté gauche, et surtout la masse formée par les élévateurs du nez, le canin, est beaucoup moins saillante de ce côté.

Les mouvements de l'œil et de la pupille qui avaient paru normaux à un premier examen superficiel présentent les troubles suivants : l'ouverture palpébrale, au repos, est un peu moins large du côté gauche, et la paupière de ce côté est comme légèrement œdématiée ; au contraire, si le malade contracte ses muscles orbiculaires, s'il rit, c'est l'ouverture palpébrale du côté droit qui devient plus étroite. Enfin si on laisse les deux yeux dans l'obscurité pendant quelques minutes, les deux pupilles étant égales auparavant, on voit en les ouvrant de nouveau, la pupille droite notablement plus dilatée, et cette pupille revient ensuite beaucoup plus vite à son état normal ; les muscles oculo-pupillaires gauches sont donc plus paresseux.

Tous ces faits ont été observés plusieurs fois par M. Lereboullet, qui suppléait alors M. Villemin, par nous, et aussi par plusieurs étudiants en médecine attachés au service comme engagés volontaires.

Outre ces troubles anesthésiques, et ces troubles très-importants quoique très-légers de la motilité de la face, le malade a présenté un autre ordre de phénomènes très-curieux. La nutrition du côté anesthésié paraissait intacte ; pas de diminution du volume des muscles ; pas d'épaississement de la peau ou de modification des poils ; et ce qui est plus important, pas de sueurs, et aucune différence entre la coloration de la peau des deux côtés du corps, le malade étant couché ou levé, chaud ou venant de s'exposer au froid ; les congestions réflexes produites en rayant ou frictionnant la peau sont les mêmes des deux côtés. Nous avons plongé les deux mains, les pieds, dans de l'eau très-chaude et dans de l'eau très-froide, la congestion s'est faite également et régulièrement des deux côtés sans être ni plus durable, ni plus intense. Il n'y a donc ni trouble nutritif, ni trouble vaso-moteur appréciables et cependant voici ce que donne l'examen de la température :

11 août. T., pied gauche, 32,3 ; pied droit, 31,4.

Le 12. T., pied gauche, 35,5 ; pied droit, 31,5.

Le 24. T., pied gauche, 30,5 ; pied droit, 26,2.

Le 26. T., pied gauche, 31,4 ; pied droit, 25,1.

2 septembre. T., pied gauche, 32,3 ; pied droit, 26,4.

Le 4. T., pied gauche, 33,2 ; pied droit, 26,2.

On a pris aussi la température des mollets et des cuisses :

12 août. T., mollet gauche, 35,5 ; mollet droit, 33,4.

Le 23. T., mollet gauche, 35° ; mollet droit, 32,7.

Le 30. T., cuisse gauche, 36,2 ; cuisse droite, 35,3.

A la main les différences de température quoique moins considérables ne sont pas moins constantes :

8 août. T., main gauche, 36,2 ; main droite, 35,1.

Le 10. T., main gauche, 36,8, main droite, 36,4.

Le 12. T., main gauche, 36,8 ; main droite 35,4.

Le 13. T., main gauche, 36,8 ; main droite, 36,1.

Le 14. T., main gauche, 36,8 ; main droite, 36.

Le 15. T., main gauche, 36,8 ; main droite, 36,4.

Le 16. T., main gauche, 37, ; main droite, 36,2.

Le 18. T., main gauche, 36,4 ; main droite, 35,8.

Le 19 T., main gauche, 36,4 ; main droite, 35,4.

Le 20. T., main gauche, 36,8 ; main droite, 36,2.

Le 21. T., main gauche, 36,8 ; main droite, 35,6.

4 septembre. T., main gauche, 35,7 ; main gauche, 34,5.

La température de l'aisselle prise plusieurs fois a varié entre 37,2 et 37,6. Quatre fois nous avons constaté une légère différence en faveur de l'aissselle gauche de 1/10 à 3/10 de degré.

Toutes ces températures ont été prises, le malade étant au lit depuis la veille au soir, le thermomètre étant simplement placé entre les doigts fléchis et la paume pour la main ; étant appliqué à la peau par une couche épaisse de ouate et une bande pour le pied et le mollet.

On remarquera que la température de la main gauche était à peu près constante, les variations ont porté surtout sur la main droite anesthésiée, laquelle serait donc plus sensible aux causes de refroidissement. Et en effet, nous avons placé les deux mains pendant trois minutes dans de l'eau à 15° et dix minutes après en être sorties, la main gauche qui marquait auparavant 35,7 était descendue à 33,1 soit deux degrés en moins; la main droite au contraire était tombée de 34,5 à 28,8, soit de 5°. Le malade a du reste souvent constaté qu'après être exposé aux courants d'air, à la pluie, son côté droit, sa jambe est beaucoup plus froide, différence dont il n'a du reste conscience, nous l'avons dit, qu'en comparant les deux membres avec la main gauche restée sensible.

De ces faits, il résulte que la peau du côté anesthésié, a toujours été trouvée plus froide, et qu'elle est plus sensible aux causes extérieures de refroidissememt.

Pour compléter l'observation, ajoutons que le malade paraît avoir quelque tendance à de nouveaux accidents aigus. La douleur occipitale du début a reparu depuis quatre ou cinq mois ; continue, sans exacerbations, ni irradiations, elle survient par moments, dure quelques heures ou un à deux jours ; l'abus et même l'usage des boissons alcooliques, un effort musculaire la réveille ou l'augmente; il en a été de même de l'iodure de potassium essayé pendant quelques jours. Le 2 septembre on a constaté pendant la visite un tremblement fibrillaire de la lèvre inférieure qui n'a duré que quelques heures; quelques jours après, une douleur mal localisée dans l'épaule droite, ayant persisté assez longtemps, et à un autre moment des fourmillements dans les doigts, analogues, dit le malade, à la sensation produite par le pincement des orteils; nous placerons aussi, à côté de ces symptômes, un autre phénomène assez singulier, c'est l'impossibilité pour le malade, la main droite étant dans l'extension et la pronation, de maintenir le médius étendu. Après vingt à quarante secondes, ce doigt se fléchit de lui-même et ne peut être relevé.

Malgré ces petits acccidents, l'état général du malade est excellent, quand il repart pour le Havre étant réformé du service militaire.

On le voit, dans cette observation, l'autopsie n'a pas été faite, et cependant le diagnostic régional peut être posé avec certitude à cause de l'existence de troubles moteurs spéciaux dont la valeur est aujourd'hui bien connue, grâce au remarquable travail de M. le professeur Gubler (1) sur l'hémiplégie alterne, confirmé depuis par de nombreuses observations.

Notre malade a présenté de l'hémiplégie des membres droits du côté anesthésié, et il reste encore des traces d'une paralysie de toute la moitié gauche de la face, légère déviation de la lèvre à droite, aplatissement du sillon gauche naso-génien, parésie de l'orbiculaire palpébral et même de la pupille. Il affirme aussi qu'au début, la tête se portait constamment à droite, regardant le côté paralysé, et cette déviation, liée à une hémiplégie faciale complète, est un autre signe non moins certain de lésion mésocé-

(1) Gubler. De l'hémiplégie alt. Gazette hebdomadaire, 1856, p. 752 et 754, et 1858, p. 721, 765, etc.

Feuillet.   3

phalique, comme l'ont montré **M.** Vulpian et son élève M. Prévost (1).

Nous sommes donc en droit, en présence de ces symptômes, d'affirmer que **D...** présente une lésion de la protubérance ou du pédoncule du côté gauche, laquelle lésion a entraîné les troubles anesthésiques curieux qu'il présente.

L'hémianesthésie a du reste été observée dans plusieurs observations qui ont servi à **M.** Gubler à faire l'histoire de l'hémiplégie alterne. Nous citerons seulement les suivantes :

Obs. II. (Obs. II du 1er mémoire de M. Gubler.) — Un homme de 34 ans, d'une forte constitution, se disant malade depuis un an et ayant eu à deux reprises une perte de connaissance, entre dans la salle de M. le professeur Schutzemberger, en février 1856, avec une paralysie du sentiment et du mouvement du côté gauche de la face sort et au bout de trois mois, sans avoir éprouvé d'amélioration dans son état.

Au bout de quelques jours les accidents s'aggravent et il entre à l'hôpital le 17 mai dans le service de M. le professeur Forget qui constate une paralysie complète de la sensibilité et de la motilité dans les membres du côté droit. Les membres gauches paraissent avoir subi la même altération, mais à un faible degré. Il y a en même temps un peu de **co**ntracture à droite. Intelligence conservée, mais obtuse; phonation et déglutition difficiles; constipation, urines involontaires; respiration assez libre, léçer mouvement fébrile, Le malade succomba le 15 juin 1856.

M. le professeur Forget formule un diagnostic d'une précision véritablement rigoureuse, et conclut à l'existence d'une tumeur

(1) Prévost. De la déviation de la tête, etc., thèse 1868.

intra-crânienne, mais extra-cérébrale occupant la base du crân à la naissance de la moelle épinière comprenant à gauche l'origine des nerfs affectés, avec altération organique du point de l'encéphale correspondant et ramollissement ultime.

L'autopsie révèle l'existence de plusieurs tumeurs fibro-plastiques, vascularisées, dont l'une située dans l'épaisseur de la protubérance à gauche du sillon médian, et les deux autres à l'extérieur sur le même côté du pont de Varole. Le tissu de la protubérance autour de la tumeur centrale est ramolli, crémeux, l'état des nerfs émergents n'est pas indiqué.

Si dans la précédente observation l'état de la sensibilité de la face n'a pas été notée, il n'en est pas de même dans l'observation III, empruntée au second mémoire de M. Gubler.

Obs. III. (Obs. VII. *Gazet. hebdomad.*, 1858. p. 801. — Le 2 janvier 1857, entre à la Pitié, salle St-Michel, service de M. Bernutz, Antoine L..., âgé de 26 ans, scieur de long, homme assez grand, bien musclé ; pas de maladies antérieures, bonnes conditions d'existence.

Il y a dix-huit mois, étant à son travail, il fut pris de mal de tête, étourdissements, perte de connaissance durant à peu près un quart d'heure ; il se releva lui-même et s'aperçut que sa figure était tournée, sa parole difficile et embarrassée ; il ne peut pas dire si ses bras et ses jambes étaient plus faibles qu'auparavant, pas de traitement actif, la tête continue à se tourner de plus en plus depuis quinze jours, faiblesse de la jambe et incertitude du bras droit. Il continue cependant son travail pendant 18 mois, bon appétit, le mal de tête et les vomissements persistent.

A son entrée : figure rouge, le côté droit paraît un peu tiré en haut, ainsi que la narine et la commissure; paupière supérieure abaissée, impossibilité de la relever ; à gauche, au contraire affaissement prononcé, léger affaiblissement de la vue, pupille dilatée, intelligence affaiblie, réponses peu nettes.

Le bras droit est presque aussi fort que le gauche mais moins sûr, le malade craint de s'en servir ; il a peur de laisser tomber les objets qu'il prend de la main droite ; il se sert de la man gauche pour manger ; ses deux jambes sont faibles mais inégalement ; en marchant, la droite traîne un peu, fléchit plus souvent que l'autre dans laquelle seule il sent de l'engourdissement ; *mais à droite, sur la jambe, le bras, la joue même, en un mot sur toute la moitié du tronc, il y a une très-remarquable diminution de la sensibilité.*

Aucuns troubles dans les fonctions du rectum et de la vessie ; pas de sucre ni d'albumine dans l'urine.

Par suite du traitement les maux de tête diminuèrent le mois suivant, la paralysie augmenta, la faiblesse devint générale. Le malade mourut le 26 août après avoir eu deux attaques épileptiformes sur lesquelles les renseignements laissent beaucoup à désirer.

Autopsie. — Cadavre en bon état, rigidité peu prononcée, téguments du crâne et os sains, sérosité transparente en médiocre quantité au-dessus de la dure-mère ; très-fortes adhérences des méninges au niveau du pédoncule cerébelleux gauche antérieur dont la substance paraît moins consistante qu'à l'état normal, aucune altération des circonvolutions des hémisphères.

En arrière des nerfs optiques on voit une tumeur de forme irrégulièrement ovalaire, plus rouge que la substance cérébrale, très-analogue à cette substance par son aspect. Elle occupe toute la partie latérale gauche de la protubérance, s'étendant sur le pédoncule cérébelleux de ce côté, recouvrant le pédoncule cérébral gauche sans l'altérer, dépassant un peu la ligne médiane en avant, enveloppant même complètement le nerf moteur oculaire commun du côté droit.

Cette tumeur mesure 7 cent 1/2 sur 6 de large, plus rouge que la substance cérébrale ; à la coupe : antérieurement elle a l'aspect blanc gélatineux du tissu encéphaloïde, plus en arrière on trouve des fibres blanchâtres, qui par leur aspect, leur forme, leur trajet à convexité antérieure, semblent des fibres blanches entrecroisées de la protubérance; enfin postérieurement, dans la partie qui recouvre le pédoncule cérébelleux antérieur gauche, elle est plus molle, plus injectée et présente même au centre un foyer tapissé par les débris d'un caillot jaunâtre, comme le vieux caillots sanguins. La grosseur de ce foyer est égale à celle d'une amande d'aveline, sur la ligne médiane cette tumeur dépasse à peine de quelques lignes la première couche des fibres transversales de la protubérance; mais elle les dissocie tellement que sa délimitation exacte est impossible.

En incisant le cervelet sur la ligne médiane on voit que, passant au-dessous des éminences testes et nates, elle reparaît dans le 4° ventricule dont elle occupe la paroi latérale gauche, se limitant exactement au sillon de la ligne médiane. Elle élargit cette portion du bulbe rachidien, et en soulevant la pyramide antérieure et le corps olivaire gauche qui paraissent sains, on retrouve la tumeur déjà décrite.

Le reste du cerveau est sain, le tronc du nerf facial est sain également, ainsi que les autres troncs nerveux émergeant du sillon qui sépare la protubérance de la moelle allongée.

L'observation suivante provient aussi du service de M. Gubler.

Obs. IV. (Rendu, Bul. Société anatomique, 1875, p. 75). — Attaque d'apoplexie. Du 16 au 17 janvier, coma, hémiplégie alterne, faciale gauche, membres droits; sensibilité très-obtuse aux membres droits; réflexes conservés. Tompérature des membres paralysés, un peu supérieure à celle du côté sain; dyspnée; gêne de la parole; mort le 19 janvier.

Autopsie. — Cerveau congestionné: protubérance non déformée; à la section : foyer hémorrhagique dans la moitié gauche du

pont de Varole, occupant à peu près tout le tiers supérieur de l'organe, s'étant épanché dans l'étage moyen, ayant diamètre maximum
antéro-postérieur, 4 centimètres; vertical, 2 centimètres; respec-
tant la surface nerveuse basilaire, mais ayant fusé vers le locus-
niger et le pédoncule cérébral et aussi vers le plancher du 4e ventricule recouvert d'une legère nappe de liquide; enfin vers la ligne
médiane et dans la moitié droite dé la protubérance. au niveau de
l'origine du facial supérieur (l'orbiculaire droit était paralysé pendant la vie.)

Dans l'observation suivante, l'état des différents
organes sensibles a pu être noté avec plus de précision, à cause de l'absence complète de phénomènes .
cérébraux.

Obs. V. (Hanot. *Bul. Soc. anatomique*, mai 1876, page 400.) —
T. 36 ans, service de M. Bucquoy. En mai 1871, œil droit crevé
par un projectile et remplacé par un œil de verre; depuis, bonne
santé, jusqu'en 1873.

En 1874, toux, maigreur, douleur occipitale, exagérée par la
toux et les bruits extérieurs; mémoire, ouïe un peu diminuées,
quelques vertiges avec vomissements sans efforts, un peu d'embar-
ras de la parole.

En janvier 1875, jambe et bras gauches engourdis et affaiblis;
pied sentant peu nettement le sol. Il entre à l'hôpital, on constate
une paralysie incomplète du bras et de la jambe gauche, et assez
accentuée de la moitié droite de la face. La sensibilité est notablement troublée aux membres gauches : les pincements, les piqûres
y sont moins vivement senties qu'à droite; les corps froids paraissent chauds. La sensibilité est moins vive vers la moitié droite
de la langue. Ouïe diminuée surtout à droite, symptômes de
ramollissement tuberculeux des poumons.

Ces symptômes s'aggravent jusqu'en mai, époque où l'individu
meurt de dyspnée, les symptômes paralytiques ayant persisté.

Autopsie. — Pas de granulations ou d'altérations tuberculeuses appréciables du cerveau. Atrophie du nerf optique droit.

La plus grande partie de la moitié droite de la protubérance est occupée par une masse caséeuse qui a la forme d'une aveline à grand diamètre antéro-postérieur, égal au diamètre antéro-postérieur de la protubérance elle-même. Par sa partie médiane la plus renflée, la masse arrive jusqu'à la ligne médiane de la protubérance. Dans le lobe droit du cervelet une masse caséeuse du volume d'une noisette occupant l'arbre de vie.

Cette observation est très-curieuse: on voit que l'hémianesthésie a été assez complète ; que la vision et l'olfaction ont été complètement préservées, tandis qu'au contraire, l'oreille et la langue ont, comme la peau, perdu du côté droit leur sensibilité.

Au contraire, il est expressément noté dans l'observation suivante que tous les sens spéciaux étaient complètement intacts.

Obs. VI. (Marot. *Bul. Société anatomique*, 1875, page 189.) — L. Magdeleine, 10 ans, 1ᵉʳ janvier 1875, service de M. Cusco : état de collapsus, mal de Pott cervical, abcès par congestion sous le muscle grand pectoral, céphalalgie fronto-temporale, diplopie et surdité passagère.

Parésie du moteur oculaire externe droit, plus tard de la moitié gauche de la face et du corps. Elancement douloureux dans le membre supérieur gauche, mais insensibilité aux pincements et aux piqûres dans tout le côté gauche, moins marquée au membre inférieur.

En février, céphalalgie très-vive, anesthésie telle, qu'une brûlure du pied gauche au 3ᵉ degré par la boule d'eau chaude n'est pas sentie : elle n'a pas la notion de la position des membres gauches et ne les remue qu'en tâtonnant.

Acuité visuelle et auditive, normale et égale des deux côtés ;

fond de l'œil sain ; distinction des couleurs intacte ; conjonctive et cornée sensibles ; seulement un peu de diplopie. Le goût et l'odorat s'exercent bien des deux côtés.

5 mars, augmentation du collapus ; 10 mars, mort.

Autopsie. — Mal de Pott cervical, guéri depuis longtemps. Base du crâne très-nette et très-saine. Examen des centres nerveux par M. Hanot.

Deux tumeurs : l'une peu volumineuse sous la face convexe de l'hémisphère droit ; elle n'a certainement donné lieu à aucun des symptômes observés. L'autre d'un volume plus considérable dans l'épaisseur de la moitié droite de la protubérance, faisant saillie dans le quatrième ventricule. Le volume de cette moitié droite est augmenté et déjette latéralement la moitié gauche, ainsi que le plancher du quatrième ventricule.

Saillie convexe de 22 millimètres de large environ, entre le corps restiforme droit et le pédoncule cérébelleux moyen du même côté, dépassant de 2 millimètres le plancher du quatrième ventricule.

Cette masse développée dans la partie latérale droite de la protubérance, s'étend jusqu'au pédoncule cérébelleux inférieur droit qui est repoussé en dehors, comprime et déjette en dedans à gauche le corps restiforme droit, réduit au 2/3 de son volume ; et repousse en dehors le pédoncule cérébelleux moyen. Ayant 2 centimètres de diamètre, cette tumeur commençant en avant du pédoncule cérébelleux inférieur resté intact, s'arrête au niveau du sillon antérieur de la protubérance. Le pédoncule cérébral droit est presque complètement ramolli et rosé, depuis la protubérance jusqu'au voisinage de la couche optique intacte. La substance grise de Sœmmering, et le commencement de l'expansion pédonculaire présentent un aspect gris rosé. Cette tumeur est de nature tuberculeuse.

Dans les cinq observations précédentes où l'autopsie a été faite, les lésions étaient uniquement protubérantielles. **Dans l'observation dë Weber (1),** c'est au contraire dans le pédoncule que siégeait uniquement la lésion produisant l'anesthésie. **Nous reproduisons ce fait tel qu'il est consigné dans l'excellente thèse de M. Rendu.**

Obs. VII (Weber. Medico-chirurg. Trans. 1863. Vol. XLVI, page 122. — Un homme de 52 ans, atteint d'une insuffisance aortique et sujet à des palpitations, est brusquement frappé d'une attaque apoplectique, le 8 mai 1862. Il perd momentanément connaissance. On le relève hémiplégique du côté droit, et présentant de plus tous les signes d'une paralysie du nerf moteur oculaire commun gauche. La sensibilité est profondément altérée dans tout le côté droit du corps, y compris la face ; mais les sens spéciaux, l'ouïe, l'odorat, la vue sont intacts. Pendant six semaines on constate les mêmes phénomènes avec une tendance marquée vers une amélioration; mais la sensibilité, examinée à plusieurs reprises, est toujours plus obtuse de moitié à droite qu'à gauche. Le malade succombe accidentellement à une pleuropneumonie.

L'autopsie révèle l'existence d'un foyer hémorrhagique occupant le centre du pédoncule cérébral gauche, immédiatement au niveau de son émergence de la protubérance. Ce foyer renferme un caillot long de 15 millimètres, large de 6 ; la substance nerveuse est dilacérée, mais l'imbibition du voisinage n'est pas fort étendue, et en apparence, les deux nerfs oculo-moteurs sont semblables. Toutefois, le microscope fait voir, dans celui du côté gauche, des corps granuleux qui manquent à droite. Les autres portions des centres nerveux sont intactes.

Nous n'avons trouvé dans les différents recueils d'observations que nous avons parcourus, aucune

(1) Hermann Weber. A contribution to the pathology of the crura cerebri Medico. chirurg. Trans. Vol. XLVI, p. 122. 1863.

autre observation de lésion pédonculaire ayant entraîné l'hémianesthésie ; il est probable, cependant, qu'il doit en exister plusieurs.

Nous n'avons pas cru devoir rapporter dans cette thèse plusieurs autres observations où la pathogénie des accidents nous a paru plus complexe et discutable.

M. Fontorbe (1) dans une thèse récente, a publié un cas d'anévrysme de l'artère vertébrale droite ayant comprimé le côté correspondant de la protubérance, et coïncidant avec de l'hémianesthésie du côté gauche. Mais dans ce cas, il y avait outre la lésion basilaire, de l'athérome généralisé, des caillots thrombosiques dans les sylviennes avec ramollissement de la substance grise correspondante; si la face droite était paralysée, le membre gauche était contracturé; rien ne prouve que les lésions corticales n'aient pas joué dans ce cas, un rôle important et il est bien difficile de démêler la part qui revient à chaque ordre de lésions.

De même, M. Perroud (2) a publié récemment une observation de M. le Dr Soulier dans laquelle le malade a présenté, à la suite d'une chute de cheval, un enfoncement des os de la tempe droite avec hémiplégie alterne complète des membres gauches, de la face droite, et hémianesthésie du côté gauche. Ces symptômes se sont accentués ; au bout de dix-neuf ans, il y a seulement une parésie dés membres gau-

(1) Fontorbe. De l'hémiplégie alterne, etc. Thèse, 1874.
(2) Lyon-Médical, 1875, n° 22.

ches ; une hémiplégie faciale droite assez complète portant sur les muscles bucco-labiaux, comme sur les muscles oculo-palpébraux ; enfin, diminution de la sensibilité tactile, analgésie et thermo-anesthésie complète sur le côté gauche ; perte de la sensibilité gustative de la moitié gauche de la langue ; anosmie complète des deux narines : diminution de l'acuité visuelle du côté droit sans achromatopsie ; audition intacte des deux côtés ; le malade est de plus sujet à des accès de céphalée violente, quelquefois avec perte de connaissance, et à un vertige gyratoire ; ous les objets tournent de gauche à droite, par rapport à lui.

Ce cas est très-intéressant surtout à cause de la complexité des troubles sensitifs spéciaux, absence de troubles auditifs ; perte de la sensibilité gustative à gauche, de la sensibilité des deux narines et diminution de l'acuité visuelle droite : malheureusement à cause de cette complexité même, il ne peut, étant donné l'absence d'autopsie, nous être d'aucune utilité

Il en est de même du cas suivant, non moins curieux, recueilli dans le service de M. G. Sée, par M. Schœpfer (1), où après une attaque apoplectique, survint une paralysie complète des membres du côté droit, avec anesthésie du même côté, et amblyopie bilatérale, sans trouble des autres sens. Bientôt la paralysie fit place à de l'ataxie des membres du côté

(1) Schœpfer. Sur un cas d'hémianesthésie avec mouvements ataxiques succédant à une hémiplégie. Thèse, 1876.

droit, l'anesthésie du même côté diminuant, et l'œil gauche seul restant amblyope, alors que tous les autres sens du côté droit anesthésié, comme du côté gauche étaient intacts.

Ces faits montrent que l'hémianesthésie peut affecter, surtout en ce qui concerne les sens spéciaux, les formes et les localisations en apparence les plus bizarres ; et nous devons, à cause de cela, les signaler ; malheureusement la physiologie cérébrale est encore trop peu avancée pour nous permetttre de déduire de ces troubles le siége de la lésion qui les a produits, et nous ne pouvons affirmer si, dans les faits signalés par MM. Fontorbe et Schœpfer, cette lésion occupait, comme cela nous paraît probable, la protubérance, en empiétant sur un des organes voisins.

De même, nous n'avons pu utiliser pour ce travail plusieurs des lésions protubérantielles consignées dans l'excellente thèse de M. Raymond (1); telles les observations 27, 28, etc. ; il y a eu dans ces cas, hémichorée; et il aurait été intéressant de savoir si l'hémianesthésie protubérantielle, comme l'hémianesthésie cérébrale, peut coïncider avec ce trouble des mouvements. Malheureusement, dans ces observations, l'état de la sensibilité n'a pas été noté, et nous n'avons pu trouver d'autre observation analogue.

Parmi les cas assez nombreux de lésions bulbaires, que nous avons parcourus, nous n'en avons trouvé

(1) De l'hémichorée et de l'hémianesth. Thèse. 1876.

aucun qui ait entraîné une hémianesthésie généralisée. Si nous nous en rapportons aux expériences si intéressantes à la suite desquelles M. Vulpian (1), sectionnant le bulbe, soit transversalement dans une de ses moitiés, soit longitudinalement, et séparant les deux moitiés l'une de l'autre, n'a pu produire aucune anesthésie nettement limitée, nous serons porté à nier chez l'homme comme chez les animaux l'existence de l'hémianesthésie bulbaire ; mais, on le conçoit, nos recherches sont trop peu nombreuses pour autoriser une conclusion négative aussi absolue ; aussi nous bornerons-nous à tirer des faits rapportés plus haut les déductions qui en découlent directement.

1° *Certaines lésions de la protubérance et des pédoncules peuvent produire l'hemianesthésie.* On peu affirmer que toute altération de ces organes, quel que soit son siége, ne déterminera pas l'hémianesthésie ; car il nous serait facile de citer un grand nombre de lésions protubérantielles, même étendues, dans lesquelles les troubles moteurs ou autres n'ont été accompagnés d'aucun trouble anesthésique. Mais quel est le siége anatomique de l'hémianesthésie protubérantielle ? Dépend-elle comme c'est probable d'une destruction des faisceaux blancs externes qui seraient d'après Vulpian, Meynert, etc., les conducteurs sensitifs, c'est ce que nous ne voulons pas essayer d'établir avec le petit nombre de nos observations,

____

(1) Vulpian. Leçons sur la phys. du syst. nerveux. 1866.

dans lesquelles il nous semble difficile de discerner ce qui est dû à la destruction réelle ou à la simple compression ; nous ignorons aussi quelle influence peut avoir, dans les cas néoplasiques, l'établissement d'une suppléance fonctionnelle, très-facile, comme on le sait, pour les fibres conductrices.

2° *Il y a hémianesthésie réelle et complète, au point de vue du siége et de l'intensité.*

On voit noté expressément dans les observations I, V et VI que l'anesthésie était rigoureusement limitée à la ligne médiane sur la peau aussi bien que sur les muqueuses, et en cela elle ressemble entièrement à l'hémianesthésie cérébrale, hystérique, etc. ; chose importante, cette hémianesthésie siége surtout le côté du corps opposé à la lésion, à la face comme aux membres, se distinguant de la paralysie motrice étudiée par M. Gubler ; elle n'est pas alterne comme l'avait supposé *a priori* M. Hallopeau (1) et à ce point de vue aussi, elle est entièrement assimilable à l'hémianesthésie cérébrale. Elle se distingue au contraire de l'hémianesthésie médullaire, en ce que, dans aucune de nos observations, elle ne s'est accompagnée de troubles hyperesthésiques (2) siégeant du côté de la lésion.

Enfin, cette hémianesthésie est complète, il n'y a pas simple *obnubilation* de la sensibilité, mais anesthésie réelle ; au point que le pied a pu être brûlé au

(1) Hallopeau. Loc. cit.
(2) Brown-Séquard, Journ. de physiologie, 1861, 1863, etc.

troisième dégré (obs. 4), sans que le patient ait rien senti; au point que le malade, même deux ans après la lésion, perd sa savate et marche pied nu sans s'en apercevoir, et qu'il présente à l'œsthésiomètre, une diminution de 4 cinquièmes et 7 huitièmes de sa sensibilité (obs. 1); au point que, dans tous les cas, il y a eu analgésie pour les excitations les plus violente.

3° *L'hémianesthésie mésocéphalique est spéciale au point de vue des troubles des sens.*

La vue et l'olfaction sont toujours restées intactes; ce qui distingue cette hémianesthésie de celle d'origine cérébrale; au contraire, le goût et l'audition sont tantôt intacts comme dans les observations VI et VII, tantôt légèrement atteints comme dans l'observation I, tantôt complètement perdus comme dans l'observation V, mais seulement du côté anesthésié. Dans l'observation V, toute la moitié de la langue était insensible, au contraire, dans l'observation I, l'anesthésie gustative portait seulement sur la moitié antérieure. Le glosso-pharyngien était resté intact.

En résumé, tous les hémianesthésiques par suite de lésion mésocéphalique, ne sont pas, comme paraît l'avoir pensé M. Charcot, anesthésiques du goût et de l'oreille; il n'en reste pas moins établi que ces sens, véritables sens inférieurs, mésocéphaliques, comme l'avait dit depuis longtemps M. Vulpian, peuvent être atteints quelquefois, dans des cas de lésion protubérantielle dont nous ne pouvons préciser la lo-

calisation. C'est donc l'absence de troubles de la vue
et de l'olfaction du même côté, qui, dans les faits
d'hémianesthésie généralisée sera réellement carac-
téristique du siége anesthésique mésocéphalique.

Nous nous bornerons pour terminer ces conclu-
sions à signaler les troubles curieux de la température si bien constatés par notre ami le Dr Couty dans
notre observation I. Il y a eu dans ce cas, abaisse-
ment de la température dans les membres anesthésiés,
contrairement à l'augmentation, observée d'ordinaire
du côté opposé aux lésions encéphaliques et bien
connue aujourd'hui grâce à de nombreux travaux.

Malheureusement l'état de la température n'a pas
été noté dans nos autres observations et il nous est
impossible de savoir quelle est la valeur de ce fait,
soit au point de vue des anesthésies (1), soit au point
de vue des lésions protubérantielles. Il nous suffit,
du reste, d'avoir établi l'existence d'une hémianesthésie *mésocéphalique, réelle, complète, portant sur tout
le côté opposé du corps, épargnant toujours la vue et l'o-
dorat, mais pouvant porter quelquefois sur la langue et
l'oreille.*

(1) Nous devons rappeler toutefois que dans l'observation de
M. Magnan, la seule parmi les observations contenues dans la
thèse de M. Veyssière où la température des membres ait été
étudiée, la température était aussi plus basse du côté anesthésié.

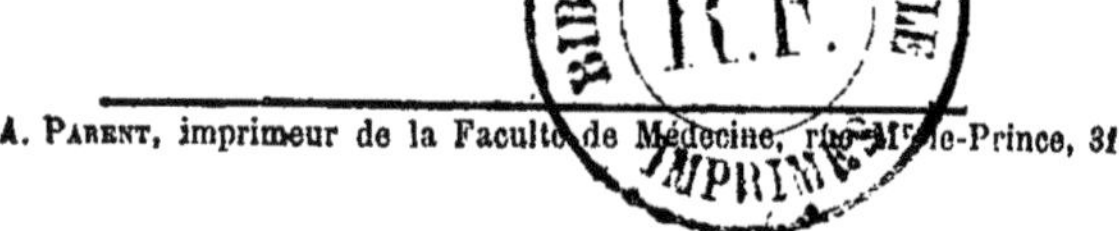

A. Parent, imprimeur de la Faculté de Médecine, rue Monsieur-le-Prince, 31

163

www.ingramcontent.com/pod-product-compliance
Ingram Content Group UK Ltd.
Pitfield, Milton Keynes, MK11 3LW, UK
UKHW020129080726
13614UKWH00005B/2126